# ART DE GUÉRIR

# LES DARTRES,

EN DÉTRUISANT LEUR PRINCIPE,

## PAR UNE MÉTHODE VÉGÉTALE

PROMPTE ET FACILE A SUIVRE.

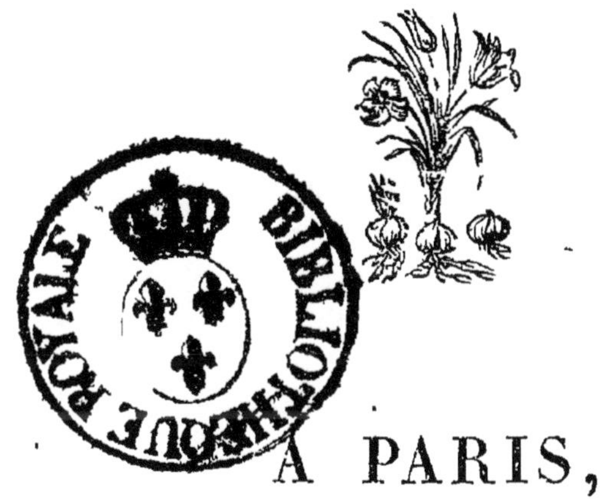

## A PARIS,

Chez l'AUTEUR, Docteur-Médecin-Consultant, rue Aubry-le-Boucher, n° 5, visible de 10 à 4 heures;

Et chez ROYER, Pharmacien central, ancien breveté, fournissant la Maison civile et militaire du Roi, rue J.-J. Rousseau, n° 21.

### EN PROVINCE,

Pharmaciens dépositaires, indiqués à la fin

# AVIS TRÈS-IMPORTANT.

Comme il existe de nombreuses contrefaçons, il est essentiel de faire attention à la signature de l'étiquette et surtout au timbre et aux *deux cachets en cire* qui se trouvent sur les bouteilles de Robb, dans le verre desquelles est incrustée la même empreinte.

Prix du Robb, 12 fr. Demi-bouteille, 6 fr

*Signature de l'étiquette,*

*Giraudeau de S.<sup>t</sup> Gervais*

*D. Med.*

*Timbre noir et deux cachets en cire;*

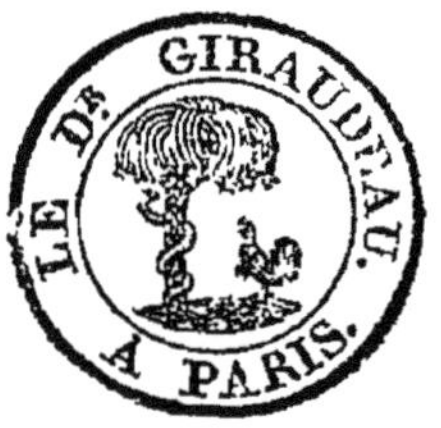

# TRAITEMENT

## DES DARTRES

ET DES

## MALADIES INVÉTÉRÉES,

### PAR LE ROBB VÉGÉTAL

DU DOCTEUR

### GIRAUDEAU DE SAINT-GERVAIS,

Médecin de la Faculté de Paris, membre de l'École pratique,
et Médecin en chef d'une Maison de Santé,

*RUE AUBRY-LE-BOUCHER, N° 5, A PARIS.*

## CONSIDÉRATIONS GÉNÉRALES.

S'il n'est pas d'incommodités plus communes que les dartres, il n'en est pas cependant que l'on traite plus légèrement, et il en est peu dont le mauvais traitement soit aussi funeste; ces vérités d'expériences ont sans doute fixé l'attention de quelques médecins, mais ils ont seuls profité de leurs observations, aucun n'a voulu se donner la peine d'instruire le public des dangers auxquels on s'expose en négligeant les affectiōns dartreuses et en les faisant traiter par des ignorans qui, sans remonter à la cause, ne considèrent jamais les dartres que comme des maladies externes et n'ont d'autres armes pour les combattre que des pommades et des lotions siccatives, toutes plus pernicieuses les unes que les autres.

## DARTRES RÉPERCUTÉES.

On ne peut surtout trop gémir sur le sort de la plupart des femmes attaquées de dartres. Ce sexe aimable, fait pour charmer le nôtre, ne peut souffrir patiemment une tache sur la peau; quel qu'en soit le principe, son premier soin est de chercher à la faire disparaître, et celui qui en offre le moyen le plus prompt est toujours celui qui gagne la confiance. La dartre disparaît et rentre à l'intérieur, mais bientôt elle reparaît plus dangereuse qu'avant, ou bien elle fait naître mille autres symptômes plus ou moins graves; les yeux deviennent rouges, la poitrine s'affecte, l'appétit se perd, les couleurs se flétrissent, l'embompoint diminue, etc., et un moment d'impatience coûte souvent la vie à celle qui ne cherchait qu'à satisfaire un mouvement de coquetterie, il est aussi des hommes, qui d'ailleurs éclairés, prennent aveuglément les remèdes que leur présentent les premiers venus et qui confient au hasard le bien le plus précieux, la santé, à ceux à qui ils n'auraient pas osé confier une obole, comme le dit Lafontaine.

## GRAVITÉ DE CES AFFECTIONS.

Les dartres sont toujours une maladie grave et opiniâtre. Chez les personnes de 3o à 6o ans, elles deviennent souvent mortelles par les désordres qu'elles suscitent dans les principaux organes et en particulier dans les organes digestifs où elles font développer des dépôts dartreux, d'autant plus dangereux que les médecins ordinaires en méconnaissent souvent la nature.

# DES TRAITEMENS ORDINAIRES.

La cure des dartres doit être regardée comme une des plus difficiles que présente l'exercice de la médecine; car ce n'est pas comme en d'autres matières, ici la stérilité naît de l'abondance, et on peut juger de la pauvreté des moyens pharmaceutiques par leur nombreuse nomenclature. En effet, quels moyens n'a-t-on pas employé pour les combattre? on a tour à tour mis en usage et avec un succès peu marqué les bois sudorifiques qui n'agissent que faiblement sur l'appareil des vaisseaux lymphatiques; les plantes amères et excitantes, telles que la patience, la scabieuse, la fumeterre, la saponaire, la douce amère, la bardane, la pensée sauvage, le cresson, le raifort sauvage et différens autres végétaux dont on nous a trop vanté les heureux résultats, et qui ne se sont quelquefois montrés utiles que parce que les affections dartreuses étaient liées à d'autres maladies; on a aussi préconisé avec un zèle outré les préparations antimoniales et les pilules mercurielles, mais à tort, car souvent ces dernières préparations ont causé des maladies pires que celles que l'on voulait combattre.

# DÉPOTS DARTREUX.

Les affections dartreuses se déplacent facilement pour se manifester ailleurs, quand elles sont répercutées elles produisent divers accidens selon les organes sur lesquels s'opère le transport, telles que des convulsions; chez les enfans des attaques nerveuses, chez les femmes faibles des aliénations d'esprit, des maladies de poitrine, du foie, des anévrismes, des rétentions d'urine, etc.; beaucoup de maladies, qui semblent au premier aspect ne rien tenir du caractère dartreux, doivent souvent leur origine et leur tenacité à leur complication avec le virus dartreux. Telles sont la plupart des maladies des yeux, celles des oreilles et des autres organes des sens, la chûte des cheveux, des fleurs blanches.

Le professeur Alibert rapporte un exemple déchirant qui vient confirmer l'assertion émise plus haut :

Une dame, âgée de soixante-cinq ans, avait une dartre légère qui lui couvrait toute la partie antérieure du ventre; on s'avisa d'arrêter le suintement qui avait lieu avec de la farine très-chaude. Qu'arriva-t-il ? l'éruption s'évanouit le huitième jour de cette application funeste; mais depuis cette époque la malade éprouve un sentiment de cuisson insupportable dans l'intérieur de l'estomac et des intestins; elle est dévorée d'une soif ardente qui la contraint de boire dans tous les instants du jour, et cette soif n'est jamais étanchée, quoique la malade porte toujours avec elle des bouteilles remplies de liqueurs mucilagineuses et rafraîchissantes;

sa salive est devenue épaisse, fétide et comme platreuse. Pour comble d'infortune, ses yeux sont totalement perdus, la malade est continuellement dans les larmes du désespoir.

Que de faits ne pourrais-je pas citer qui prouvent tous les dangers de ces affections répercutées !

## SYMPTOMES GÉNÉRAUX.

Les dartres varient selon leur type, leurs causes, leurs phénomènes, leur durée et les virus qui les fomentent, elles sont accompagnées d'accidens qui leur sont communs, tandis que d'autres sont particuliers à chacune d'elles; un symptôme commun à toutes, est cette aspérité de la région de la peau qui entoure la dartre, et établit la démarcation de la partie saine d'avec celle qui ne l'est pas.

Un autre caractère, qui leur est encore commun, est de croître par degrés et de s'étendre aux parties voisines; ensorte que l'apparition d'une dartre annonce une éruption prochaine dans d'autres parties quelquefois très-éloignées de la première; enfin elles tourmentent particulièrement les malades dans les premiers momens consacrés au sommeil.

## NATURE INTIME DES DARTRES.

On remarque, surtout depuis quelque temps, que les dartres prennent tous les jours d'autant plus d'intensité et d'accroissement, qu'on ne possède presque pas de moyens propres à les combattre, et qu'héré-

ditaires dans les familles , elles se transmettent de génération en génération et perpétuent ainsi leur existence.
D'ailleurs il est impossible de ne pas reconnaître les
darti es comme dérivant presque toujours d'un sang vicié
par la syphilis dégénérée ou par des gales qui ont été mal
soignées, et si l'on voulait remonter plus haut, on trou-
verait que toutes les maladies de peau sont des dégéné-
rescences de la lépre, maladie affreuse si commune
autrefois et dont la syphilis nous montre souvent encore
l'effrayante image.

La lèpre, si voisine des dartres, quoiqu'en puissent
dire les nosologistes, plus jaloux de multiplier les espèces de maladies que d'en trouver les remèdes, est
contagieuse, par le simple contact. On sait de quelles
précautions usaient les Juifs pour en empêcher la pro-
pagation; combien de ladreries ou léproseries furent
instituées, lorsque les croisés la rapportèrent de la
Terre-Sainte; mais si le mal ne jeta point dans nos
contrées des racines plus profondes, et n'y fit pas plus
de ravages , faut-il en savoir gré à ces établissemens, ou
bien plutôt comme une plante exotique qui languit sous
un ciel étranger, la lèpre ne put-elle subsister sous un
climat si différent de celui de la Palestine ? On doit en
quelque sorte regarder cette contrée comme la terre
classique de cette maladie ; et de nos jours quoi de plus
hideux que certaines dartres rongeantes qui sont suscep-
tibles de se communiquer par simple contact et qui se
transmettent de génération en génération.

Le traitement de ces maladies était peu avancé chez
les anciens.

Les médecins modernes se sont spécialement occupés de ces maladies et ont mieux apprécié leur marche, leur phénomène et leur génie particulier.

## DÉFINITION.

La dartre (*herpes*) est une éruption prurigineuse de petites vésicules ou de pustules qui se rompént et laissent suinter un liquide formant par sa dessiccation des croûtes ou des écailles et quelquefois des ulcères.

## CAUSES.

Une disposition héréditaire, une profession sédentaire, une grande délicatesse de la peau, l'habitation des climats chauds, l'été, l'usage des vêtemens de laine sur la peau, la malpropreté, une mauvaise nourriture, les écarts de régime, le défaut d'allaitement, l'usage des liqueurs échauffantes, la masturbation, les affections vénériennes scorphuleuses scorbutiques, la suppression des règles, d'un cantère ou vésicatoire, d'une évacuation habituelle, de la goutte et l'age critique chez les femmes. Les avis sont partagés sur la contagion de cette affection. Cependant on peut affirmer qu'elles sont toujours contagieuses quand elles laissent échapper une matiere jaunâtre susceptible de tacher le linge.

## DESCRIPTION.

*Tableau.* Tension incommode . prurit plus ou moins vif, ensuite éruption de petits boutons rouges, nombreux.

discrets ou confluents, laissant suinter une humeur plus
ou moins abondante se convertissant en écailles farineuses, en exfoliation, en croûtes, quelquefois la peau s'ul-
cère, les dartres tendent à s'étendre en serpentant,
elles disparaissent de la partie qu'elles occupaient pour
reparaître sur une autre; leur marche est ordinairement
chronique, leur durée fort longue; elles reviennent quelques fois périodiquement et peuvent causer des métas-
tases ( dépôts ) fâcheuses.

## DES DIVERSES ESPÈCES.

Le professeur Alibert admet sept espèces de dartres;
plusieurs variétés se rapportent à chacune d'elles.

§ 1<sup>re</sup> espèce. *Dartre furfuracée,* exfoliations légères
de l'épiderme, semblables à de la farine ou du son.

Variété. 1<sup>re</sup> Dartre furfuracée volante, changeant facilement de siège, et fournissant une grande quantité
d'écailles. Elle occupe particulièrement le cuir chevelu,
les sourcils, la face externe de l'avant-bras, la face antérieure de la jambe, les environs des parties sexuelles.

.2<sup>e</sup> Furfuracée arrondie, plaques circulaires à bords plus
rudes et plus élevés que le centre. Elles se développent
particulièrement autour des articulations.

§ 2<sup>e</sup> espèce. *Dartre squammeuse.* Exfoliations plus lar-
ges que dans l'espèce précédente.

Variétés. 1<sup>re</sup> Squammeuse humide fournissant presque
continuellement des gouttes d'une humeur âcre qui
cause beaucoup de douleur. Elle affecte ordinairement
les oreilles, le nez, les lèvres, les parties génitales.

2ᵉ. Squammeuse orbiculaire , le plus souvent sèche , elle offre plusieurs cercles concentriques occupant le milieu des joues.

3ᵉ. Squammeuse centrifuge. Cercles ou points orbiculaires occupant le creux des mains, s'aggrandissant du centre à la circonférence jusqu'à ce que la main soit dépouillée entièrement.

4ᵉ. Squammeuse lichénoïde Ecailles dures, coriaces , blanchâtres , ressemblant à des lichens.

§ 3ᵉ espèce. *Dartre crustacée*. Croûtes jaunes, grises , blanchâtres ou verdâtres , de formes variées, qui tombent plus ou moins promptement et sont remplacées par d'autres croûtes.

Variétés. 1ʳᵉ. Crustacée flavescente. Croûte jaune , présentant l'aspect du miel desséché; elle occupe souvent le milieu d'une ou de deux joues ; elle a de l'analogie avec l'érysipèle.

2ᵉ Crustacées stalactiforme. Croûte semblable aux stalactites , occupant les aîles du nez.

3ᵉ Crustacée museifonne. Croûtes grises , verdâtres , semblables à des mousses, entourées d'une auréole rouge, occupant le dessous des genoux ou le visage.

§ 4ᵉ espèce. *Dartre rongeante*. Boutons pustuleux ou ulcères rougeâtres fournissant un pus ichoreux, augmentant en largeur et en profondeur, et s'étendant quelquefois jusqu'aux muscles et aux os.

Variétés. 1ʳᵉ Rongeante idiopathique.

2ᵉ Rongeante scrophuleuse. 3ᵉ Rongeante syphilitique. La première appartient à l'affection dartreuse, les deux autres sont symptomatiques du virus vénérien.

5ᵉ espèce. *Dartre Pustuleuse.* Pustules plus ou moins volumineuses, plus ou moins rapprochées, se couvrant d'écailles et de croûtes légères qui, après leur chûte, laissent la peau plus ou moins rouge.

Variétés 1¹° Pustuleuse mentagre. Elle occupe le menton. 2ᵉ Pustuleuse couperose, petites pustules rouges, rugueuses, irrégulières, occupant le nez, les pommettes, le front, elles sont très-souvent le résultat de l'abus des liqueurs alcooliques. 3ᵉ Pustuleuse miliaire. Petits boutons blanchâtres et luisants semblables à des grains de millet ; elle se développe au front ordinairement chez les jeunes filles à l'age de la puberté. 4ᵉ Pustuleuses disseminées. Boutons rougeâtres plus gros que les précédents, difficiles à guérir, occupent ordinairement la poitrine, les épaules et le visage.

6ᵉ espèce. *Dartre phlycténoide* phlyctène remplie de sérosité ichoreuse, de forme et de grosseur variables, laissant après elles des écailles rougeâtres.

Variétés. 1ʳᵉ Dartre phlycténoide confluente ; vésicules répandues sur toute la surface du corps, se touchant et se confondant entr'elles.

§ 7ᵉ espèce. *Dartre érithémoide*, petits boutons rouges enflammés se terminant par desquammations.

# LES ÉPHÉLIDES,

Appelées vulgairement taches de rousseur, ont aussi avec les dartres une telle similitude, que je dois dire un mot de ces affactions de la peau, caractérisées par des taches dont la couleur varie suivant les idiosyncrasies, les tempéramens et beaucoup d'autres circonstances ; souvent elles sont jaunes et safranées ; d'autres fois elles sont fauves, comparables aux feuilles mortes de certains arbres ; d'autres fois, mais plus rarement noirâtres de forme et de dimension très-variables, souvent isolées, souvent réunies en groupes plus ou moins nombreux, ces taches ne s'élèvent pas ordinairement au-dessus du niveau des légumens, surtout lorsqu'elles se développent sur une peau blanche et fine, on les guérit facilement par 4 bouteilles de Robb.

# VARIATIONS D'INTENSITÉ.

Le professeur Richerand dit avec raison et je partage son opinion que c'est d'après leur cause qu'il importe d'établir les espèces de cette affection, puisque c'est d'après la connaissance de cette cause qu'on adopte les méthodes curatives spécifiques. Pourquoi faire des dartres pustuleuses, farineuses, miliaires, croûteuses, etc., autant d'espèces séparées ? La même dartre, d'abord farineuse, ne devient-elle pas croûteuse, puis rongeante ? n'est-elle pas susceptible de revetir successivement toutes ces diverses forme pendant la durée de son cours, de même que les oiseaux en grandissant changent plusieurs fois de plumage ? Les bases du traitement varient-elles malgré cette variété d'aspects ? Ne reconnaissons donc d'autres espèces de dartres que celles qui se fondent sur une même cause, puisque la connaissance de cette dernière fournit seule les bases du véritable traitement. Si nous n'usons pas de cette réserve, nous encourrons pleinement les reproches que l'école de Cos adressait aux médecins de Gnide, de multiplier à l'excès le nombre des maladies, en décrivant chaque symptôme comme une affection particulière.

Les personnes dont la peau est fine, délicate et d'une extrême sensibilité, sont tellement disposées aux dartres, que certains auteurs ont cru que, dans toutes ces affections, la susceptibilité nerveuse de l'enveloppe commune se trouve vicieusement augmentée. Ces taches dartreuses se manifestent surtout chez les femmes, aux parties du corps que les vêtemens recouvrent, rarement sur les mains ou sur le visage ; les fleurs blanches, l'habitude de la masturbation, y disposent ; quelquefois elles suivent l'écoulement chez les femmes qui n'allaitent point.

## OBSERVATION REMARQUABLE.

### DARTRE AU NEZ.

M* ancien procureur-général, ayant toujours mené une vie régulière, sans avoir jamais contracté aucune maladie contagieuse, était atteint d'une dartre vive aux ailes du nez. M. Alibert l'avait traité pendant plus de six mois inutilement ; enfin il eut connaissance des cures opérées par le Robb ; il en fit usage, et deux mois et demi après, tous les syptômes avaient cessé. Ses enfans qui tous portaient le même vice dartreux, mais qui n'avaient que des dartres farineuses furent soumis au même remède, et quelque temps après toute la famille était débarassée de cette affreuse maladie de peau. Ce malade a été guéri sous les yeux de MM. Royer, pharmacien, Sarraille, médecin, dont je transcris ici l'attestation :

« Depuis long-temps j'avais entendu parler de la méthode végétale du docteur Giraudeau , pour la guérison des maladies même les plus invétérées. Sans le connaître je lui adressai quelques-uns de mes malades qui avaient inutilement employé les remèdes les plus généralement suivis , et en moins de deux mois, tous ont été radicalement guéris. »

«SARRAILLE, médecin, rue Saint-Victor, n° 61 à Paris.»

# QUEL EST LE SIÉGE DES DARTRES.

Les auteurs modernes admettent tous les diverses classes et espèces de dartres que je viens d'énumérer, mais tous reconnaissent en même temps que ce sont des nuances ou des degrés d'une même maladie, causée par le principe ou VIRUS DARTREUX , qu'il faut neutraliser et détruire , si on veut guérir radicalement les maladies de peau , *etenim sublatâ tollitur effectus.* Or , l'expérience ayant démontré que beaucoup de ces maladies avaient leur siége dans l'altération des humeurs , c'est comme régénérateur du sang que le Robb du docteur GIRAUDEAU DE ST.-GERVAIS mérite la préférence sur tous les dépuratifs connus et employés jusqu'à ce jour pour la guérison radicale des DARTRES et GALES répercutées. On l'emploie aussi avec les plus heureux résultats contre la goutte, les rhumatismes, toux opiniâtre, gravelles, fleurs blanches, ulcères des femmes, engorgemens cancereux, scrophules, ramollissement des os, exostoses, etc., puisque ces maladies proviennent presque toujours d'un virus héréditaire ou dégénéré, et il faut bien se garder de répercuter ces affections par aucune préparation astringente extérieure, car en refoulant à l'intérieur le virus dartreux ou syphilitique, on s'expose à des désorganisations intérieures qui peuvent causer des dépôts dartreux, des engorgemens cancéreux, humeurs froides, déviation des os chez les enfans, etc., et produire mille accidens divers, souvent incurables et plus dangereux que la mort.

# TRAITEMENT INTERNE.

## RÉGIME.

Nous conseillons au malade de diminuer un peu sa nourriture, de s'abstenir de bière, de café, de vin pur, d'eau-de-vie et de liqueurs, on doit aussi se priver de crudités et d'alimens trop salés, vinaigres ou épicés, proscrire la danse, les courses à cheval, toute libation à Bacchus, et éviter les excès en quelque genre que ce soit. Ce traitement n'empêche pas de vaquer à ses occupations et peut être suivi à toutes les époques de l'année.

# GUÉRISON RADICALE PAR LE ROBB

SURNOMMÉ

## *RÉGÉNÉRATEUR DU SANG.*

Dans toutes les maladies de peau on peut prendre quelques bains et surtout des bains de Barèges, mais on doit toujours s'abstenir des pommades et de toutes les prépararations violentes, plutôt inventées pour détruire le malade que la maladie.

Le Robb se prend à la dose de 3 cuillerées à bouche; matin et soir, une heure au moins avant ou après le repas; après 4 jours, on augmente d'une cuillerée, matin et soir; et vers le douzième jour, on en prend 3 cuillerées au milieu du jour, ce qui fait alors 11 cuillerées par jour, et alors on n'augmente plus les dosses.

Ce Robb se prend dissous dans deux fois autant d'eau, c'est-à-dire si l'on met 4 cuillerées de sirop, on en met 8 d'eau, et l'on remue le tout pour le mélanger. Au lieu d'eau on se sert avec avantage d'une infusion légère de chicorée sauvage dont on boira encore quelques verres dans le jour.

Une bouteille de Robb doit durer de 5 à 8 jours, plus ou moins, pourvu qu'il purge légèrement.

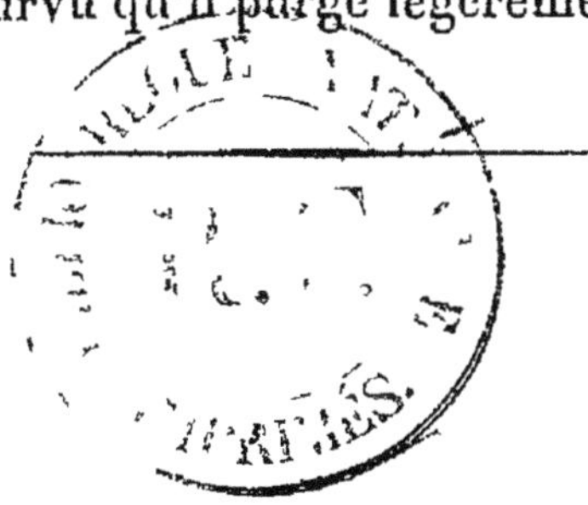

# MODIFICATION DES DOSES.

Les dames et les vieillards devront proportionner les doses en raison de leur âge, de leurs forces physiques et de leur tempérament. Les enfans de 3 à 8 ans n'en prendront qu'une cuillerée matin et soir, et de 18 à 50 ans les doses ci-dessus indiquées. On peut ajouter pour boisson dans le jour une infusion légère de chicorée sauvage miellée ou plus simplement boire un litre d'eau avec du sirop de capillaire. Quelle que soit la cause qui ait produit les dartres, et quelle que soit leur ancienneté, on peut répondre d'une issue favorable et assurer une guérison radicale du principe dartreux, en prenant exactement le Robb, et en le continuant jusqu'à disparition complète des symptômes. Le nombre des bouteilles nécessaire pour une guérison radicale est de 4 pour une affection dartreuse nouvelle, et de 6 à 12 pour une ancienne qui a résisté à d'autres traitemens, et rarement il en faut davantage.

Quand on est à moitié du traitement intérieur, on peut laver le foyer du mal avec de l'eau végéto-minérale faible, et appliquer la nuit de la pommade de concombre ou du cérat légèrement soufré, mais ces moyens secondaires sont souvent inutiles ; si la dartre était vive, il faudrait avoir soin de calmer l'inflammation par des cataplasmes émolliens, et si le sujet est sanguin, 20 à 25 sangsues appliquées au siége ne peuvent qu'être très-favorables.

# CONSEILS APRÈS GUÉRISON.

Pour empêcher toute récidive, les malades devront s'abstenir de tout excès, de tout sacrifice à Vénus et de la masturbation, s'ils ont contracté cette habitude vicieuse. Une femme qui poussait très-loin cet abus d'elle-même (1), fatiguée de l'abstinence que je lui avais prescrite, s'y livra de nouveau; les dartres reparurent; elles se dissipèrent par un régime et les médicamens appropriés; mais si sa vanité n'était intéressée à prévenir le retour des taches dont sa peau très-blanche se trouve horriblement enlaidie, les rechutes seraient encore plus fréquentes.

Il existe entre les tégumens et les organes de la génération une correspondance sympathique depuis long-temps utilisée par la débauche. On connaît l'art d'appeler le plaisir sur les traces de la douleur, de réveiller des sens engourdis, et de provoquer de nouvelles jouissances par la flagellation, l'urtication, et autres moyens de cette espèce. Le petit Traité de Meibomius, *de Usu flagrorum in re Venereâ*, renferme plus d'un fait curieux dans ce genre. Il est difficile à l'hôpital Saint-Louis de maintenir l'ordre et de faire observer les lois de la décence dans les salles des dartreux. Dans toutes les affections cutanées, les organes de la génération se trouvent sympathiquement irrités; et ces malades toujours remarquables par leur érotisme.

---

(1) Richerand, page 233, Ulceres dartreux.

*Liste générale des Dépôts autorisés du* Robb *, chez MM. les Pharmaciens dont les noms suivent, et auxquels on pourra s'adresser avec confiance :*

*A Abbeville*, chez M. Delacroix.
*Agen*, Pons.
*Aix*, Icard.
*Alby*, Berry.
*Alençon*, Desnos.
*Amiens*, Chéron.
*Angers*, Guerineau.
*Angoulême*, Hillairet.
*Antibes*, Riouffe.
*Argentan*, Lainé.
*Argenton*, Victor Pepin.
*Arras*, Thuillier.
*Arles*, Aime Dumas.
*Aubusson*, Pépin.
*Autun*, Cosserel.
*Auxerre*, Frémy.
*Auxonne*, Gastinel.
*Avesnes*, Grossier Buisseret.
*Avignon*, Moutte.
*Avranches*, Anger.
*Bagnères-de-Bigorre*, Lavigne.
*Bar-le Duc*, Picquot.
*Bayeux*, Lequesne.
*Bayone*, Lebeuf.
*Belfort*, Parisot.
*Besançon*, Desfosses.
*Beaucaire*, Deméry.
*Beauvais*, Viglas.
*Blois*, Rossignol.
*Bordeaux*, Lacotte, place Ste-Colombe, n° 34.
*Boulogne-sur-Mer*, Vandoisen.
*Bourbon-Vendée*, Guyot.
*Bourbonne-les-Bains*, Bézu.
*Bourges*, Subers.
*Brioude*, Hérauld.
*Brives*, Lafosse.
*Brest*, Freslon, Grande-Rue, 13.
*Caen*, Guérin, rue St.-Pierre.
*Cahors*, Baldy.
*Calais*, Grandin.

*Cambray*, Tordeux.
*Carcassonne*, Boussaguet.
*Castres*, Paraire, sr Audouard.
*Cette*, Rouquette.
*Châlons sur-Saône*, Suchet.
*Châteauroux*, Boissard.
*Chartres*, Barrer.
*Chaumont*, Regnard.
*Chauny*, Lebret-Legrand.
*Cherbourg*, Godefroy.
*Chollet*, Caternault.
*Cognac*, Thaumur.
*Colmar*, Duchampt Haffner.
*Compiegne*, Baudequin.
*Condom*, Manas.
*Clermont-Ferrand*, Montel, rue du Port, n° 70.
*Coutances*, Devaux.
*Digne*, Hugues.
*Dijon*, Voituret, rue de Conde, n° 5.
*Dôle*, Lecoynet.
*Douay*, Gocqueau.
*Draguignan*, Dupré.
*Dunkerque*. Stival.
*Epinal*, Bataille.
*Evreux*, Boutigny.
*Falaise*, Mariolle.
*Fontainebleau*, Bernard, droguiste.
*Fontenay-Vendée*, Foucaud.
*Fougeres*, Heudes.
*Granville*, Orange.
*Grenoble*, Camin, place Ste-Claire, maison Vaguat.
*Guingamp*, Aldebert
*Hâvre*, Guillou fils
*Joigny*, Constantin Courtois.
*Lachâtre*, Legros.
*La Fleche*, Guettier.
*La Fere*, Flavignon.

*Langres*, Rehilly.
*Laon*, Vaudin.
*La Rochelle*, Fleury
*Laval*, Mulot
*Lille*, Marchand, rue de Paris.
*Limoges*, Labrousse, rue des Bancs
*Lisieux*, Mondehard.
*Luçon*, Brunet.
*Lons-le-Saulnier*, Boussaud,
*Lorient*, Bizos
*Luneville*, Delcominet.
*Lyon*, Vernet Sr Roman, place des Terreaux.
*Mâcon*, Garnier et Martinet.
*Mans*, Blin
*Marseille*, Thumin, rue de Rome, n° 46
*Meaux*, Lugan
*Maubeuge*, Maillard.
*Melun*, Lecointe fils.
*Mende*, Marcé.
*Metz*, Dessertenue, rue du Palais, n° 6
*Mezieres*, Cassan
*Mirecourt*, Pommier.
*Montauban*, Maitres.
*Montpellier*, Bories, doct.-méd
*Mont de-Marsan*, Bergeron.
*Montmorillon*, Depouges
*Morlaix*, Danet.
*Moulins*, Merié.
*Nancy*, Suard, place Royale.
*Nantes*, F. Vidie, quai Brancas.
*Nevers*, M Bourgeot Merijo, rue des Chapeliers.
*Niort*, Froge
*Nismes*, Buisson, sr Jarras, rue de la Fruiterie
*Oleron*, Piussan, place Pomone.
*Orleans*, Paque, rue Royale.
*Orthez*, Maignes.
*Pau*, Brus et Bidot.
*Peronne*, Louvet
*Perpignan*, Fadié.
*Phalsbourg*, Reeb.
*Poitiers*, Chaudort.
*Pontarlier*, Roland.

*Provins*, Bellanger.
*Puy*, Joyeux
*Quimper*, Fatou.
*Reims*, Jolicœur.
*Rennes*, Fleury.
*Rhodez*, Dejean.
*Riom*, Baise.
*Roanne*, Labor.
*Rochefort*, Masseau
*Romorantin*, Buzelin.
*Rouen*, Beauclair, boulevard Cauchoise, n° 6
*St-Amand les Eaux*, Defosse.
*St.-Brieux*, Froge
*St-Diez*, Noel.
*St-Etienne*, Couturier, droguiste, rue d'Artois.
*St-Lô*, Doray.
*St-Malo*, Béatrix.
*St-Omer*, Descamps
*St. Quentin*, Lebret.
*Saintes*, Mailheland.
*Saumur*, Touchet
*Sedan*, Barbet.
*Soissons*, Pottier.
*Strasbourg*, Scaeffer, chirurg, rue St-Pierre-le-Jeune, n° 1.
*Tarbes*, Bourriot.
*Toul*, Toussaint
*Toulon sur-Mer*, Courmes, rue Royale, n° 73
*Toulouse*, Campagne, rue de Pharaon, n° 52
*Tours*, Margueron.
*Tulle*, Rainaud.
*Uzerche*, Eyssartier.
*Valençay*, Dalbet
*Valence*, Accarie.
*Valenciennes*, Milot.
*Vannes*, Mauricet.
*Vendôme*, Bourgogne.
*Verdun*, Tristant
*Versailles*, Boudier
*Vervins*, Mallo
*Vienne*, Guérin.
*Villefranche d'Aveyron*, Vergne.
*Vitry-le-Français*, Leroux.

## DEPOTS A L'ETRANGER.

*Ajaccio* ( Corse ), Couraud.
*Amsterdam*, Massignac, dans le Kalvestratt, n° 165.
*Anvers*, Van-de-Velde.
*Bastia*, Saint-Denis, place d'Armes.
*Bourbon*, Lépivain.
*Bruxelles*, Descordes-Gaulier, rue de la Régence.
*Chambéry*, Bellemin-Bouchet.
*Gand*, Hellebaut, rue de la Monnaie, n° 10.

*Genève*, Peschier.
*La Haye*, J.-B. Teyras.
*Liege*, Lafontaine.
*Mons*, Mathieu,
*Naples*, Reilly.
*Rio-Janeiro*, Vendôme.
*St.-Pierre-Martinique*, Morin.
*Tournay*, Carette, rue du Pont, n° 8.
*Turin*, J.-B. Billo, à l'administ. des Postes Royales.

Les personnes éloignées des dépôts s'adresseront au docteur Giraudeau de Saint-Gervais, rue Aubry-le-Boucher, n° 5, à Paris. Le paiement a lieu en recevant l'envoi par les Messageries royales.

----

RAPPORT *de l'Hygie, journal de médecine, du 5 novembre* 1827, *sur le Robb du docteur Giraudeau de Saint-Gervais, considéré comme sirop régénerateur du sang.*

Il est consolant de voir que les fléaux les plus terribles du genre humain, les maladies les plus hideuses et les plus opiniâtres, et qu'on croyait incurables il y a encore peu d'années, sont aujourd'hui radicalement guéries par la méthode végétale que nous annonçons. Les éloges de tous les journaux de médecine, les remercîmens et les félicitations de tous les malades qu'il a sauvés par son désintéressement; l'estime et l'amitié de tous ses confreres, sont la plus douce récompense de l'auteur, et sont un sûr garant qu'il a bien mérité de la science et de l'humanite, et c'est comme confrère que j'aime à lui rendre justice.

# MAISON DE SANTÉ.

Le Docteur dirige une Maison de Santé exclusivement destinée au traitement des Maladies Dartreuses et Syphilitiques , et guérit par Correspondance.

---

## DARTRES RONGEANTES.

La jeune marquise de Vauc...., par suite de syphilis mal soignée et de traitemens mercuriels , était près de terminer sa carriere à la fleur de l'âge. Des *fleurs blanches*, des douleurs dans tous les membres, des élancemens au bas-ventre, symptômes d'ulceres dartreux à la matrice, des *dartres* en suppuration sur tous les points du corps, l'avaient rendue un objet d'horreur et de pitié, et faisaient présager une fin prochaine, même au docteur qui lui avait donné ses soins ; apres l'emploi inutile des remèdes de Guerin , de Lepère, de Laffecteur et de Dupont, on conseilla le Robb du docteur Giraudeau de Saint-Gervais , et apres trois mois de ce traitement végétal , elle était radicalement guérie.

> *Observation communiquee par un Pharmacien dépositaire.*

En publiant la découverte du docteur Giraudeau de Saint-Gervais , nous ne sommes que l'interprête d'un grand nombre d'individus de cette ville , qui nous ont prié de l'annoncer, et nous le faisons moins par éloge pour lui que par philanthropie pour nos concitoyens.

> Extrait du *Journal de Rouen* du 28 octobre 1821.

D'après les succès nombreux et remarquables que nous en avons obtenus, nous pouvons affirmer que le remede préconisé par l'auteur pour guérir radicalement les maladies secretes , mérite la préférence sur tous ceux qui ont été imaginés jusqu'à ce jour, parce qu'il est confectionné d'apres les lois de la chimie moderne, et qu'il ne présente aucun des inconvéniens attribués à la plupart des médicamens preparés sans regles ni sans principes.

> BEULLAC , *docteur en médecine.*
> Extrait du *Messager de Marseille*, 8 juillet 1827.

# CONSULTATIONS.

Le Docteur Giraudeau de Saint-Gervais est visible de 10 h. à 4 heures. Il n'a pas besoin de voir les malades atteints de Dartres pour répondre à leurs consultations ; il lui suffit de connaître, 1° leur *âge ;* 2° leur *sexe ;* 3° leur *profession ;* 4° leur *constitution ;* 5° le nombre de *traitements* qu'ils ont *subis ;* 6° l'*époque* précise de la maladie ; 7° décrire les *signes* ou symptômes qu'ils éprouvent.

Il répondra toujours dans le plus bref délai possible.

9 782019 942847